Inhalt

Das große CBD Handbuch

Das umfangreichste Handbuch zum Cannabidiol. Wissenswertes zur Anwendung, zum Wirkstoff, zur Wirkung und vielem mehr. CBD richtig verstehen und anwenden.

MarkusMedic

Einleitung

Liebe Leserinnen, lieber Leser,

Ich bedanke mich bei Ihnen für die Entscheidung zum Kauf meines Buches.

Haben Sie sich schon mit dem Heilmittel CBD-Öl auseinandergesetzt?
In diesem Buch möchte ich Ihnen näherbringen, welche gesundheitsfördernden Möglichkeiten bei der Anwendung von CBD bestehen. Weiterhin werden Sie darüber informiert, in welcher Dosierung und für welche Krankheiten, sowohl psychisch als auch physisch, der Wirkstoff angewandt wird. Zusätzlich erfahren Sie die geschichtlichen und rechtlichen Hintergründe des CBD in Bezug auf

Cannabis, um etwaige Vorurteile zu beseitigen.

Grundsätzlich handelt es sich bei dem CBD-Öl um eine Extraktion der weiblichen Cannabisblüte. Der Wirkstoff des Extrakts wird als Cannabidiol bezeichnet. Da CBD keine halluzinogene Wirkung hervorruft, kann es therapeutisch effektiv Einsatz finden.

Bisher ist die Medizin bemüht, verträgliche und schnellwirkende Medikamente einzusetzen. Hierbei besteht das Hauptproblem darin, dass diese Präparate chemisch erzeugt wurden und unangenehme bis hin zu bedenklichen Nebenwirkungen hervorrufen können.
In Folge dessen wird die Lebensqualität der betroffenen Konsumenten negativ

beeinträchtigt. Mit Hilfe von CBD-Öl ist Ihnen ein Mittel gegeben, dass gezielt die Beschwerden der Betroffenen heilen kann. Wegen der schmerzlindernden sowie schlaffördernden und entkrampfenden Wirkung hilft es insbesondere bei Entzündungen, Angst- und Stresszuständen. Da es zudem rein pflanzlich und ohne synthetischen Zusatz hergestellt wird, ist es schnell wirksam und bekömmlich für den Patienten.

Geschichtlich betrachtet, findet Hanf schon seit der Steinzeit für uns Menschen Verwendung. Im alten China vor ca. 3000 Jahren galt der Anbau der Nutzpflanze als essenziell. Hiermit wurden Textilien, Papier, Seile usw. hergestellt.

Aufgrund von wirtschaftlichen Konkurrenzkämpfen mit der Baumwolle und dem Alkohol wurde es dem Hanf erschwert, auf dem Markt bestehen zu bleiben. Im Folgenden werden Sie mehr über das Heilmittel CBD-Öl und dessen wirksame Inhaltstoffe erfahren. Im weiteren Verlauf des Buches werden Sie außerdem bewusst erkennen, warum es sich sinnvoll ereignet, Cannabis zu legalisieren und welchen Nutzen wir daraus ziehen.

Ich wünsche Ihnen viel Vergnügen und eine lehrreiche Zeit mit diesem Buch.

Begriffserklärung von CBD?

Bevor wir uns dem CBD direkt widmen, möchte ich Ihnen die Pflanze kurz vorstellen, die diesen heilsamen Wirkstoff beinhaltet. Cannabis gehört zu der Gattung der Hanfgewächse und werden seit Jahrtausenden zur Herstellung von Nutz-, Heil- und Rauschmitteln verwendet. Cannabidiol (CBD) ist ein natürlich vorkommender CannabinoidBestandteil von Cannabis. Es ist eines von mindestens 113 in Hanfpflanzen identifizierten Cannabinoiden CBD wurde 1940 entdeckt und war zunächst für keine pharmazeutische Zwecke gedacht.. Der Anteil von CBD in Marihuana beträgt bis zu 40%.

Cannabidiol kann auf verschiedene Weise von dem Körper eingenommen werden. Es kann in Form von Dampf inhaliert werden oder oral über Tabletten verzehrt werden. Des Weiteren besteht die Möglichkeit den Wirkstoff als Öl zu verwenden (ohne Zusatz von THC oder Terpenen) und als vollständig pflanzliches CBD-dominantes Hanfextraktöl, in Kapselform, als getrockneter Cannabis oder als verschreibungspflichtige flüssige Lösung angeboten werden.

Die psychoaktive Anteil des Cannabis findet sich im Tetrahydrocannabinol THC. Der berauschende Zustand entsteht durch die Andockung an des THCs an Rezeptoren. Diese verhindern die Erregungsweiterleitung. In Folge dessen haben Cannabis-Konsumenten meist kein Sättigungs- und Zeitgefühl mehr. Auch Sinneswahrnehmungen wie Geräusche, Geschmäcker und Farben werden intensiviert. Ganz im Gegenteil zum CBD. Hier bindet sich das Cannabinoid zwar ebenso an verschiedene Rezeptorsysteme, jedoch blockiert es nicht die Erregungsweiterleitung oder führt zu einem psychoaktiven Zustand. Somit gilt CBD als effektive Methode der Selbstmedikation, da es besonders im Bereich Entzündungen und psychischen sowie physischen Krankheiten wie z.B. Schizophrenie und Epilepsie angewendet wird. Zusätzlich weist CBD kaum Nebenwirkungen auf und erweist sich als sehr verträgliches Medikament.

Geschichte und Herkunft der Hanfpflanze

Hanf gilt als eine der ältesten Kulturen weltweit. Es wird seit mehr als 10.000 Jahren angebaut und wird seit rund 3.000 Jahren in der Textilproduktion auf der ganzen Welt verwendet. Die Hanfanlage kann auf vielfältige Weise eingesetzt werden. In China wurden vor 5.000 Jahren Textilien hergestellt, und vor 2000 Jahren wurde Papier daraus hergestellt. Viele Künstler schätzten Hanfpapier bereits, weshalb Rembrandt sein erstes Ölgemälde auf Hanf aufzeichnete. Hanf hat aber noch eine andere Bedeutung: Gutenberg wusste bereits, dass es ein optimales Mittel gegen Bluthochdruck ist.

Mittlerweile gilt Hanf als sehr beliebtes Produkt, das hauptsächlich bei der Herstellung von Garnen, Segeltüchern und Jeans verwendet wird. Besonders Jeans sind reißfest durch Hanf, aber auch weich und lassen sich besonders angenehm tragen.

Zuerst war die Pflanze im mittleren und Nahen Osten bekannt. Während der Kolonialzeit verbreitete sich Hanf, insbesondere durch den Dreieckshandel zwischen Spanien, Afrika und Südamerika, auf den verschiedenen Kontinenten.

Hanf galt lange Zeit als äußerst wettbewerbsfähiger Rohstoff. Vor allem für die Textil- und Papierindustrie war es von großem Wert. Die Kriegsmarine war sich auch des Wertes von Hanf bewusst und nutzte ihn für verschiedene Zwecke. Der größte Hanfproduzent war einst Russland, das rund 80 Prozent der westlichen Nachfrage abdeckte. Mit der von Napoleon initiierten kontinentalen Blockade war es England jedoch nicht mehr möglich, Hanf zu erhalten. Die Alternativen waren Baumwolle und Jute.

Mittlerweile wird fast überall Hanf angebaut. Hauptanbaugebiete sind vor allem Regionen mit subtropischem Klima, wie z.B. die Türkei, der Libanon, Afghanistan und Pakistan.

Die Hanfanlage stammte ursprünglich aus Zentralasien, wo sie vor etwa 10.000 Jahren auch ein wichtiges Lebensmittel war. Die Cannabissamen galten als sehr nahrhaft und wurden auch im medizinischen Bereich zur

Behandlung von Erkrankungen wie Rheuma und Malaria eingesetzt

Auch die Inder schätzten die heilsame Wirkung der Pflanze. Bei ihnen findet Hanf hauptsächlich Anwendung in Form von Cannabis bei der Linderung von Krankheiten wie z.B. Lepra, Fieber und Durchfall. Weiterhin wurde das Mittel als Beruhigungs- bzw. sogar Betäubungsmittel für Patienten eingesetzt. Aufgrund der psychoaktiven Wirkung des THC-Wirkstoffs in den Cannabisblüten war die Pflanze in Indien bei Ritualen und Kulten ein beliebtes Rauschmittel.

In den islamischen Ländern wurde Cannabis mit der Zeit vermehrt als Rauschmittel verwendet und als „Ersatz“ für den Alkohol angesehen.

Je nachdem, welche Sorte Cannabis verwendet wird, kann die Konzentration des THC und CBD stark variieren. So können gezüchtete Cannabispflanzen bis zu 20% THC enthalten. Die Sorte, die einen solch hohen Wert aufweist, nennt sich *Sinsemella*. Deutschland weist einen durchschnittlichen THC-Gehalt von 1,5% bei gezüchteten Cannabispflanzen auf. Im direkten Vergleich mit orientalischen Sorten bei einem durchschnittlichen Wert von 5% THC, sind die gezüchteten Pflanzen in Deutschland um fast 70% milder. Folglich ist nicht jede Pflanze für das berauschende Gefühl geeignet.

Da meistens Missverständnisse zwischen Hanf, Cannabis, Marihuana und Haschisch aufkommen, werden die Begrifflichkeiten kurz und getrennt voneinander erklärt.

Cannabis ist die lateinische Bezeichnung für Hanf und wird als die Pflanze bezeichnet, aus der Marihuana, Cannabis und Haschisch gewonnen werden. In den meisten Fällen wird Cannabis mit dem THC-haltigen Rauschmittel Marihuana assoziiert. Wie zu Anfang erwähnt, gehört Hanf zur Gattung der Hanfgewächse. Aus Hanf können sowohl Textilien, Seile, Papiere und Nahrungs- und weitere Nutzungsmittel, als auch Rauschmittel produziert werden.

Marihuana sind die getrockneten Blüten der weiblichen Cannabispflanze. Diese Blüten sind bestückt mit Drüsenhaaren, welche mit dem sogenannten THC-haltigen „Harz“ bedeckt sind. Wird das „Harz“ konzentriert, getrocknet und gepresst, resultiert daraus das Haschisch. Schlussendlich ist Haschisch eine THC-Konzentration, gewonnen aus der weiblichen Blüte der Hanfpflanze. Optisch kann das Haschisch je nach Herstellung, Sorte und Qualität grau-braun bis schwarz aussehen.

Um das 20. Jahrhundert herum wurde Hanf zunehmend durch Synthesefasern verdrängt. Seit diesem Jahrhundert jedoch steigt die Nachfrage nach Hanf wieder drastisch an und erweist sich als lukratives Geschäft. Die Industrie verwendet es für Lebensmittel,

Reinigungsmittel oder Farben. Aber auch die Medizin integriert die Hanfpflanze als wirksames Medikament in den Bereich der Pharmazie. So werden Produkte der Cannabispflanze zur Behandlung beispielsweise bei Krankheiten wie ADHS, Depressionen, Tourette und Krebs eingesetzt.

CBD-Öl – Was ist das eigentlich?

CBD, auch als Cannabidiol bezeichnet, weist eine von vielen chemischen Verbindungen auf, die aus der Cannabispflanze entnommen werden können. Wie schon in dem Kapitel über CBD selbst beschrieben, besteht die Cannabispflanze aus 113 verschiedenen Wirkstoffen. Wie auch schon in den vorherigen Kapiteln festgestellt wurde, besteht die Cannabispflanze je nach Sorte vermehrt aus CBD und THC.

Was ist nun schlussendlich das CBD-Öl und wie wird es gewonnen?
Das Öl ist letzten Endes das CBD-Konzentrat, welches aus der

Cannabispflanze extrahiert wird. Bei dem Vorgang der Extrahierung wird zunächst die sogenannte Substanz CBDa gewonnen, die durch die Decarboxylierung in CBD umgewandelt wird. Während des chemischen Vorgangs werden die Kohlenstoffdioxid-Moleküle vom CBDa gespalten. Mittlerweile haben sogar wissenschaftliche Studien beweisen könne, dass CBDa entzündungshemmende Wirkungen aufweisen können, jedoch ist dieser unbehandelte Stoff gegenüber CBD medizinisch nicht effektiv. In Folge dessen ist CBD als Endprodukt bei weitem beliebter in der medizinischen und pharmazeutischen Weiterverwendung.

Im folgenden Kapitel wird beschrieben, welche folgenden gesunden und heilsamen Inhaltsstoffe das CBD erhält

CBD-Öl und seine gesunden Inhaltsstoffe

CBD-Öl enthält viele wichtige Inhaltsstoffe, die für den Körper unerlässlich sind und die er nicht selbst herstellen kann. Von besonderem Interesse sind die vorhandenen Flavonoide und Terpene. Aber auch Vitamine, Fasern und ungesättigte Fettsäuren können in CBD-Öl gefunden werden. Durch den schonenden Vorgang der Decarboxylierung bleiben die gesunden Inhaltsstoffe erhaltens.

Cannabinoide

Etwa 80 der 480 Wirkstoffe in CBD-Öl können auch in Cannabis nachgewiesen werden. Hierbei handelt es sich um sogenannte Cannabinoide, die sich auf das Nervensystem und das Gehirn auswirken. Die fünf wichtigsten Cannabinoide sind:

 CBC: CBC sollte eine entzündungshemmende und analgetische Wirkung haben. Es kann sich positiv auf die Zellerneuerung auswirken.

 CBD: CBD ist das zweithäufigste Cannabinoid zur Linderung chronischer Schmerzen. Es wird beispielsweise bei Migräne, Krämpfen, Arthritis,

Entzündungen oder Epilepsie und anderen Schmerzen eingesetzt.

□ CBDA: Das Cannabinoid CBDA hätte eine antiemetische Wirkung und kann daher gegen Übelkeit helfen. CBDA sollte sich auch positiv auf Krebserkrankungen auswirken, insbesondere bei Brustkrebs sollte dies zum Absterben schlechter Krebszellen führen.

□ MEB: MEB ist ein Cannibigerol mit antibakterieller Wirkung.

□ CBN: CBN hätte eine leichte psychoaktive Wirkung. In den Hanfpflanzen kommt es nur in sehr geringen Mengen vor. CBN hilft, Angstzustände abzubauen und kann den Augeninnendruck senken.

Die Zusammensetzung von Cannabinoiden ist einzigartig, bedarf jedoch weiterer Untersuchungen. Leider will die Pharmaindustrie CBD-Öl nicht als Heilmittel zulassen. Trotz zahlreicher vielversprechender Studien ist es noch ein weiter Weg, bevor CBD-Öl als Heilmittel eingesetzt wird.

Omega-3- und Omega-6-Fettsäuren

Für den Körper sind Omega-3- und Omega-6-Fettsäuren sehr wichtig, sofern sie im richtigen Verhältnis stehen. Dies ist der Fall bei CBD-Öl. Das Verhältnis von 1: 3 ist in keinem anderen Pflanzenöl so ideal, daher ist Cannabidiolöl fast perfekt für die Gesundheit des Organismus.

Beide Fettsäuren haben einen großen Einfluss auf die Regeneration und Erneuerung der Zellen, sie können auch von der Struktur der Zellmembran profitieren. Beide Fettsäuren wirken entzündungshemmend, da sie in einem optimalen Verhältnis zueinander stehen. Dadurch wirken sie sich auch positiv auf den Blutdruck aus.

Gamma-Linolensäure

Die ebenfalls entzündungshemmende Gamma-Linolensäure findet sich auch in CBD-Öl. Diese Fettsäure ist besonders für Menschen mit Ekzemen und Psoriasis von Bedeutung, da sie ideal für die Behandlung schwerer Probleme ist.

Vitamine

Cannabidiolöl enthält verschiedene Vitamine. In großen Mengen ist Vitamin E enthalten, das als Anti-Aging-Vitamin und als wichtiges Antioxidans gilt. Es schützt die Körperzellen und kann Schlaganfällen, Herzinfarkten, Alzheimer und sogar bestimmten Krebsarten vorbeugen.

Neben Vitamin E gibt es auch Vitamin B1 und B2 in CBD-Öl. Vitamin B1 gilt auch als "Humor-Vitamin", da es den Serotoninspiegel beeinflusst und beispielsweise bei Depressionen eingesetzt wird. Vitamin B2 ist ein Coenzym, das in den Körperzellen vorkommt.

Mineralien und Spurenelemente

Cannabidiolöl enthält Cannabinoide, Fettsäuren und Vitamine sowie wichtige Mineralien und Spurenelemente, die essentiell für den menschlichen Organismus sind:

- Eisen: Das Spurenelement unterstützt den Transport des Sauerstoffs aus den Blutlaufbahnen in die Zellen.

- Kalium: Das Mineral beeinflusst das Wassermanagement und trägt zur Impulsübertragung auf die Nerven bei.

- Calcium: Calcium ist ein wichtiger Mineralstoff zur Stärkung der Zähne, Knochen und Knorpel. Da es vom

Körper nicht selbst produziert werden kann, muss es über die Nahrung aufgenommen werden.

 Kupfer: Das Spurenelement stärkt das Immunsystem und ist wichtig für die Bildung roter Blutkörperchen. Der Körper kann kein Kupfer lagern, daher ist eine Nahrungsaufnahme notwendig.

 Mangan: Mangan ist ein wichtiges Spurenelement für das Bindegewebe. Es spielt auch eine Rolle bei den notwendigen Enzymprozessen im Körper.

 Magnesium: Das Mineral Magnesium ist wichtig für das Immunsystem und beeinflusst auch die Blutbahn und viele wichtige Organe. Es spielt daher eine Rolle in der Funktion der Leber und des

Elektrolythaushalts und ist auch für Muskeln und Nerven wichtig.

 Natrium: Mit dem Natriummineral werden die Muskelkontraktionen beeinflusst und es ist wichtig für die Übertragung von Nervenimpulsen.

 Phosphor: Der Mineralstoff Phosphor unterstützt Kalzium bei der Stärkung der Zähne und der Knochen, es ist auch für den Aufbau der Zellen notwendig.

 Zink: Das Spurenelement Zink ist an vielen Funktionen im Stoffwechsel beteiligt. Darüber hinaus trägt es dazu bei, dass mehr als 300 Enzyme ihre Arbeit gut machen können. Zink ist auch wichtig für die Regeneration der Haut.

Chlorophyll

CBD-Öl enthält Chlorophyll, das die grüne Farbe des Öls hervorruft. Chlorophyll ist für den Körper sehr wichtig, da es sich positiv auf die Wirkung auf eine optimale Zellatmung ähnlich wie Hämoglobin hat. Wenn die Zellen richtig atmen können, können sie auch gereinigt und entgiftet werden. Dies verbessert die Zufuhr von frischem Sauerstoff und hat daher einen positiven Einfluss auf das Immunsystem.

Carotinoide

Der goldgelbe Glanz erhält Cannabidiolöl von den Carotinoiden. Diese schützen vor vorzeitigem Altern, stärken die Zellmembran und unterstützen das Immunsystem.

Darüber hinaus ist bekannt, dass Beta-Carotin eine Schutzwirkung auf das Herz-Kreislauf-System hat. Es verhindert arterielle Verengung und wirkt sich positiv auf den Cholesterinspiegel aus.

Rechtlichen Grundlagen - Ist CBD legal?

Die meisten Cannabis-Tests beziehen sich auf THC, da dieser Wirkstoff in den meisten Ländern illegal ist. In Deutschland fällt THC unter das Betäubungsmittelschutzgesetz. Der dazugehörige Paragraf §29 ff. BtMG sagt aus, dass sowohl der Besitz als auch der Anbau von THC verboten ist und strafrechtlich verfolgt wird.

Dagegen ist CBD in den meisten Ländern legal und in vielen verschiedenen Produkten erhältlich. Da CBD keine berauschende oder psychoaktive Substanz ist, kann es folglich auch nicht als Droge unter Betäubungsmittel eingestuft werden.

Nachweislich darf ein CBD-Produkt in Deutschland keinen höheren THC-Gehalt als 0,2% aufweisen, um noch als legal zu gelten. Aufgrund der unzureichenden Studien im Bereich Cannabis wird CBD-Öl in Deutschland noch nicht als offizielles Arzneimittel anerkannt. Somit wird das CBD-Öl vorerst ausschließlich als Nahrungsergänzungsmittel angesehen. In Folge dessen wird das Mittel staatlich nicht finanziert und Patienten müssen, die CBD-Öl als Medikament verwenden, aus eigener Tasche zahlen. Bisher bleibt des Weiteren die Hauptquelle für CBD der Online-Handel. Innerhalb der EU ist CBD legal.

Einige Universitätsstudien, die Versuche an Mäusen durchgeführt haben, zeigen, dass die alleinige Wirkung des extrahierten CBD geringer im Vergleich zu der natürlichen Form des Cannabis. Das Experiments wurde an zwei Gruppen infizierten Mäusen durchgeführt, die an rheumatischer Arthritis erlitten. Hierbei bekam die erste Gruppe das reine CBD-Öl, während die zweite Gruppe mit allen Stoffen der Cannabispflanze behandelt wurde. Das Ergebnis zeigte, dass eine Verringerung der durch rheumatoide Arthritis verursachten Entzündung beobachtet werden konnte. Die zweite Gruppe wies sogar eine Reduzierung des toten Infarktgewebes (Nekrose) unmittelbar nach dem Herzinfarkt um 65% hervor. Da jedoch die Studien unzureichend gelten, haben sie bislang kaum einen

Einfluss auf die Pharmazieindustrie und Medizin.

Der hohe Anteil an CBD-reichen Pflanzen (oder Nahrungsmitteln) ist im Körper stärker ausgeprägt, jedoch können diese Effekte je nach CBD / THC-Verhältnis variieren. Die Unterschiede sind ziemlich einfach und deutlich zu sehen, wenn man das Gefühl nach dem Rauchen von Cannabis mit dem nach einem essbaren Cannabis-Genuss vergleicht. Dafür gibt es mehrere Gründe. Eine ist, dass in den Blättern der Pflanze mehr CBD vorhanden ist als in den Blüten, und dass die meisten von uns die Blumen später rauchen und die Blätter zum Backen verwenden. Ein weiterer Grund ist, dass THC beim Erhitzen bei einer Temperatur zwischen 150 und 157 °C zu verdampfen beginnt, während das CBD-Cannabinoid-Gegenstück eine Schwelle zwischen 160 und 180 Grad aufweist, die zu niedrig ist, um zu brechen. Ich weiß nichts über dich, aber ich kenne nicht viele Brownie-Rezepte mit einer Backtemperatur von weniger als 150 °C. Wenn Sie nicht wissen, wie Backtemperatur und -zeit richtig eingestellt werden, müssen Sie sich wahrscheinlich mit CBD-gefüllten Leckereien befassen, die sie essen. Die Stängel enthalten auch mehr CBD als die Blüten und es lohnt sich daher, die gesamte Pflanze zu verwenden.

Im Gegensatz zu dem, was manche glauben, kann eine Pflanze nicht zu einer CBD-reichen Pflanze gemacht werden, wenn die genetische Zusammensetzung fehlt. Die

Verhältnisse von THC, CBD und allen anderen Cannabinoiden sind genetisch vorgegeben. Es ist eine Tatsache, dass es sehr wenige Pflanzen gibt, die reichlich CBD produzieren (ein hoher Prozentsatz wird als etwa 4% bezeichnet); Dies ist wirklich eine Schande und ein direktes Ergebnis jahrelanger Züchtung für einen hohen THC-Gehalt.

Von dem heute verfügbaren Samenbestand haben nur 25 bis 30% das Potenzial, CBD-reiche (d. H.,> 4%) Sorten zu haben. Diese potenziellen Sorten produzieren eine Reihe von Samen, aus denen unterschiedliche Phänotypen von Sämlingen hervorgehen, sowohl CBD-reiche als auch THC-reiche Pflanzen in jeder Generation. Im Durchschnitt wird jeder vierte Samen einer CBD-reichen Cannabispflanze zu einem Keimling des CBD-reichen Phänotyps. In den seltensten Fällen kann dies manchmal zwei von vier sein, so dass die Wahrscheinlichkeit von CBD-dominanten Sämlingen zwischen 25 und 50% liegt. Der einzige einfache Weg, um einen CBD-reichen Stamm zu vermehren, besteht darin, einen dieser dominanten Phänotypen zu finden und diese Pflanze in die Stammpflanze umzuwandeln, um daraus Klone zu extrahieren. Alle Klone haben genau das gleiche CBD / THC-Verhältnis wie die Mutter- oder Spenderpflanze.

Unterschiede zwischen THC und CBD

In der Nachkriegszeit der 50er Jahre begann der Ära des aufstrebenden Wohlstandes. Die Zeiten während des Krieges brachten viel Hunger, Tod und Leid, sodass Wohlstand in jeglicher Hinsicht willkommen geheißen wurde. In Zuge dessen lag der Fokus immer mehr auf Freizeitaktivitäten. Ausgehen, Kino- und Theaterabende sowie Konzerte und wilde Partys gehörten zu dem neuen Lebensstil der Nachkriegsjugend. Dabei spielten Drogen eine bedeutende Rolle und so hat sich Marihuana zu einer beliebten Rauschdroge etabliert. Mit dem Beginn der Hippies, die für Freiheit und Lebensgefühl stehen, war der Hasch- und Marihuana Konsum ein signifikantes Merkmal der Zeit.

Rebellisch leben, gegen die guten Vorsätze und Erziehungsmaßnahmen sein, standen im Vordergrund und wurden mit Vergnügen, Lebenslust, Liebe, Freundschaft und Frieden gekennzeichnet. Weiterhin lagen die Themen Spiritualität und buddhistische Glaubensansätze im Fokus und wurden durch den Drogenkonsum zusätzlich unterstützt. Drogen standen hierbei für Freiheit, Unabhängigkeit, Natur und Zufriedenheit. Im Einklang mit der Natur zu sein verschaffte den meisten Frieden und führte zum inneren Gleichgewicht mit dem Körper, dem Geist und der Seele. Bis zum heutigen Tag ist Marihuana eine Genussdroge, die insbesondere in der Teenagerkultur beliebt ist. Trotz dessen ist die Droge im

Vergleich zu Alkohol allein wegen der Illegalität negativ konnotiert.
Die Wirkstoffe CBD und THC unterscheiden sich nicht nur in den verschiedenen Wirkungsweisen. Auch die Extrahierung ist unterschiedlich. Während CBD aus dem Industriehanf, welches für die Herstellung von Textilien, Nahrungsmittel, Papierprodukte etc. genutzt wird, ist THC ein Extrakt der Cannabispflanze. Der Extrahierungsvorgang ist hierbei der gleiche wie bei dem CBD. Zuerst wird das THCa extrahiert und mittels der Decarboxylierung in THC umgewandelt.

Je nach Cannabissorte kann der THC-Gehalt im Marihuana eine aufputschende bzw. aktive aber auch entkrampfende, entspannende bis hin zu einer schläfrigen Stimmung erzeugen. Zudem hat THC eine berauschende und psychoaktive Wirkung auf den menschlichen Organismus.

Wie auch schon in der Einleitung und im zweiten Kapitel erwähnt wurde, entspricht die Wirkung von CBD einer beruhigenden und entspannenden sowie vollkommenden zurechnungsfähigen Stimmung.

Das folgende Kapitel deckt, biologisch erklärt, Näheres darüber auf, welche Wirkungsweisen CBD auf unseren Körper hat.

Wirkung von CBD

Um die Wirkungsweise im Körper zu verstehen, hilft es, sich am menschlichen Endocannabinoidsystem zu orientieren. Dieses System ist Teil des Nervensystems und für das Immunsystem und die Schmerzlinderung verantwortlich. Ein Einfluss auf dieses System hat daher einen direkten Einfluss auf Schmerzen, Nerven und Gesundheit. Mehrere Forschungsergebnisse haben gezeigt, dass CBD und das humane Endocannabinoidsystem positiv aufeinander reagieren.

Der menschliche Körper kann bestimmte Cannabinoide unabhängig voneinander produzieren. Darüber hinaus verfügt der menschliche Körper über zwei Rezeptoren, die mit Cannabinoiden interagieren. Die CB1-Rezeptoren im Gehirn befassen sich mit Koordination, Bewegung, Schmerz, Emotionen, Stimmung, Denken, Appetit und Gedächtnis. THC verbindet sich direkt mit diesen Rezeptoren. CB2-Rezeptoren dagegen sind häufiger im Immunsystem zu finden. Sie beeinflussen Entzündungen und Schmerzen. Alle Cannabinoide, einschließlich CBD, können sich natürlich an bestimmte Cannabinoidrezeptoren im Körper binden, um ihre Wirkung zu erzeugen.

Darüber hinaus ist CBD auch an der Aufrechterhaltung des Cannabinoid-Anandamids des Körpers beteiligt. Auf diese Weise kann die CBD eine antipsychotische Funktion ohne Nebenwirkungen bieten.

Bislang ist jedoch nicht ganz klar, ob Cannabidiol direkt auf die Rezeptoren wirkt oder ob es die eigene Produktion von Cannabinoiden im Körper beeinflusst. In diesem Bereich müssen weitere wissenschaftliche Erkenntnisse generiert werden, um die volle Nutzung von CBD im Körper zu verstehen.

Seit mehr als zweitausend Jahren kennt die Menschheit ein Heilmittel, das heute meist in den negativen Schlagzeilen steht. Wir sprechen über Cannabis und Hanf, die oft als Arzneimittel degradiert und stigmatisiert werden. Aber Cannabis ist viel mehr als nur ein Einstiegsmedikament. Cannabis ist ein Heilkraut und ein Wirkstoff, der kürzlich in den Fokus von Medizin und Wissenschaft gerät und sogar als Allheilmittel gilt.

Der menschliche Körper kann seine eigenen Cannabinoide herstellen. Diese endogenen Substanzen werden Endocannabinoide genannt. Einige Cannabinoide aus der Cannabispflanze, einschließlich Cannabidiol, sind Agonisten. Das heißt, indem sie einen Rezeptor (Protein oder Proteinkomplex) besetzen, aktivieren sie die Signalübertragung in der spezifischen Zelle. Cannabidiol der Cannabispflanze sollte daher im Körper als Hormon oder Neurotransmitter wirken, mit dem

Unterschied, dass es sich um eine Nicht-Körpersubstanz handelt, die einen bestimmten Botenstoff in seiner Wirkung nachahmt oder ersetzt. Durch die Untersuchung von Cannabinoiden wurde das Endocannabinoidsystem im menschlichen Körper entdeckt.

Das Endocannabinoid-System (ECS)

Das sogenannte Endocannabinoidsystem wurde bei der Erforschung der Wirkungen von Cannabis im menschlichen Körper entdeckt. Insbesondere wurde erkannt, welche Rezeptoren im Körper von Cannabinoiden betroffen sind. Die betroffenen Rezeptoren werden als CB1-Rezeptor und CB2-Rezeptor bezeichnet. Diese Rezeptoren befinden sich im gesamten Körper, insbesondere im Gehirn, im Nervensystem, in den Organen, in den Drüsen, im Verdauungstrakt, in der Haut und im Gewebe. Die meisten sind jedoch im Gehirn. Der CB1-Rezeptor ist mit Koordination und Bewegung, Schmerz,

Emotionen und Stimmung, Denken, Appetit und Erinnerungen verbunden. Beispielsweise wird das Phyto-Cannabinoid THC beigefügt. CB2-Rezeptoren wiederum beeinflussen unser Immunsystem, Entzündungen und Schmerzen.

Bisher wurde angenommen, dass Cannabidiol direkt auf die CB2-Rezeptoren wirkt. Neuere Erkenntnisse deuten jedoch darauf hin, dass Cannabidiol keine direkte Wirkung hat, sondern stattdessen den Körper beeinflusst, mehr eigene Cannabinoide zu verwenden. Das endogene Cannabinoidsystem umfasst diese beiden Rezeptoren und ist Teil unseres Nervensystems. Dieses physiologische System ist nach der Cannabispflanze benannt und kann in allen Säugetieren gefunden werden. Das ECS in unserem Körper gilt heute als eines der wichtigsten physiologischen Systeme zur Erhaltung und Erreichung einer guten Gesundheit.

Anwendungsgebiete bei physischen Krankheiten

Dieses Kapitel beschäftigt sich im groben mit den einzelnen Anwendungsbereichen und -möglichkeiten des CBD-Öls. Dabei werden sowohl physische als auch psychische Erkrankungen angesprochen. Zuerst wird die Krankheit in ein paar kurzen Sätzen beschrieben. Im Anschluss werden Sie erfahren, welche natürliche Wirkung das CBD-Öl auf die jeweiligen Betroffenen haben kann.

Aufgrund der schmerzlindernden und entkrampfenden Wirkung wird es bei schwerwiegenden Krankheiten wie z.B. Migräne, Sklerose, Arthritis, Parkinson,

Alzheimer usw. eingesetzt. CBD findet jedoch auch Anwendung bei alltäglichen Beschwerden wie Krämpfen, Übelkeit, Schlafstörungen etc.

Marihuana war bereits 2900 v.Chr. Chr. Zur Behandlung von Schmerzen. Vor kurzem haben Wissenschaftler entdeckt, dass bestimmte Bestandteile von Marihuana, einschließlich CBD, für die analgetischen Wirkungen verantwortlich sind. Der menschliche Körper enthält ein spezielles System, das Endocannabinoid-System (ECS), welches an der Regulierung verschiedener Funktionen wie Schlaf, Appetit, Schmerz und Immunantwort beteiligt ist. Der Körper produziert Endocannabinoide, Neurotransmitter, die an Cannabinoidrezeptoren in Ihrem Nervensystem binden. Studien haben gezeigt, dass CBD zur Verringerung chronischer Schmerzen beitragen kann, indem es die Aktivität des Endocannabinoidrezeptors beeinflusst, Entzündungen reduziert und mit Neurotransmittern interagiert.

Während die meisten schmerzlindernden und betäubenden Medikamente im zentralen Nervensystem ihre Wirkung zeigen, setzt der Effekt bei dem CBD-Öl im peripheren Nervensystem ein. Somit werden die Neurosynapsen direkt behandelt. Für Betroffene, die unter Muskelkrämpfen, -spasmen oder Verspannungen leiden, können schnell geholfen werden. Somit werden selbst schwerwiegende Krankheiten wie Multiple Sklerose, Fibromyalgie und Arthritis behandelt.

Bei der Multiple Sklerose verhärten sich das Gewebe und die Organe. Der Betroffene erleidet intensive Schmerzen und hat durch die Verhärtung des Gewebes nur geringe Bewegungsmöglichkeiten. Das CBD-ÖL kann die Krankheit nicht heilen. Jedoch wirkt es hier schmerzlindernd und erträglicher für den Patienten.

Fibromyalgie gehört zu den Schmerzsyndromen. Bei dieser Art der chronischen Erkrankung plagen die Patienten oft über tiefsitzenden Muskelschmerzen an den unterschiedlichsten Stellen. In der Tat sind hier die Fasern der Muskulatur betroffen. Eine regelmäßige Einnahme von CBD-Öl in Kombination mit Sport und Erholung können die Schmerzen lindern. Grundsätzlich ist hier eine langfristige Schmerztherapie empfohlen.

Von einer (bakteriellen) Arthritis wird gesprochen, wenn die Gelenke entzündet sind. Dies kennzeichnet sich insbesondere durch Gelenkergussbildungen, Rötungen, Schwellungen etc. Das kann zwei Ursachen haben. Zum einen können Bakterien posttraumatisch, sprich über bspw. eine offene Wunde in die Blutlaufbahn, zum Gelenk gelangen oder aber iatrogen. Das bedeutet, dass bei einer Operation Keime in den Körper gelangt sind und folglich eine Entzündung am Gelenk hervorrufen. Das CBD-Öl wirkt entspannend und schmerzlindernd, sodass die Erkrankung erträglicher für den Betroffenen erscheint.

CBD kann helfen, Symptome und Nebenwirkungen wie Übelkeit, Erbrechen und krebsbedingte Schmerzen zu reduzieren. In einer Studie wurden die Auswirkungen von CBD und THC bei 177 Personen mit krebsbedingten Schmerzen untersucht, bei denen keine Erleichterung bei Analgetika auftrat.

Diejenigen, die mit einem Extrakt behandelt wurden, der beide Verbindungen enthielt, hatten im Vergleich zu denen, die nur THC-Extrakt erhielten, eine deutliche Schmerzreduktion.CBD kann auch dazu beitragen, Chemotherapie-bedingte Übelkeit und Erbrechen, die zu den häufigsten Nebenwirkungen der Chemotherapie bei Krebspatienten gehören, zu reduzieren. Obwohl es Medikamente gibt, die diese störenden

Symptome unterstützen, sind sie manchmal wirkungslos. Daher suchen manche Menschen nach Alternativen.

Eine Studie mit 16 Personen, die sich einer Chemotherapie unterziehen, zeigte, dass eine Kombination aus CBD und THC, die durch Mundspray verabreicht wurde, Übelkeit und Erbrechen im Zusammenhang mit der Chemotherapie besser senkt als die Standardbehandlung allein.

Einige Teströhrchen- und Tierversuche haben sogar gezeigt, dass CBD Antikrebs-Eigenschaften haben kann. Beispielsweise zeigte eine Reagenzglasstudie, dass CBD den Zelltod in menschlichen Brustkrebszellen konzentriert.

Eine andere Studie zeigte, dass CBD die Ausbreitung aggressiver Brustkrebszellen in Mäusen hemmt. Allerdings handelt es sich hierbei um Reagenzglas- und Tierversuche, daher können sie nur Anweisungen geben, was beim Menschen funktionieren könnte. Weitere Studien an Menschen sind erforderlich, bevor Schlussfolgerungen gezogen werden können.

Akne ist eine häufige Hauterkrankung, die mehr als 9% der Bevölkerung betrifft. Es wird angenommen, dass dies durch eine Reihe von Faktoren verursacht wird, darunter Genetik, Bakterien, Entzündungen und die Überproduktion von Talg, einem öligen Sekret, das durch Talgdrüsen in der Haut gebildet wird.

Basierend auf aktuellen wissenschaftlichen Studien kann CBD-Öl aufgrund seiner entzündungshemmenden Eigenschaften und der Fähigkeit, die Talgproduktion zu reduzieren, zur Behandlung von Akne beitragen.

Eine Reagenzglasstudie zeigte, dass CBD-Öl Talgdrüsen verhindert, die übermäßiges Sebum absondern, entzündungshemmende Wirkungen ausüben und die Aktivierung von "Pro-Akne" -Drogen wie z. B. entzündlichen Zytokinen verhindern. Eine andere Studie hatte ähnliche Ergebnisse und kam zu dem Schluss, dass CBD dank seiner bemerkenswerten entzündungshemmenden Eigenschaften ein wirksamer und sicherer Weg zur Behandlung von Akne ist.

Obwohl diese Ergebnisse vielversprechend sind, sind Studien am Menschen erforderlich, um die Auswirkungen von CBD auf Akne zu untersuchen.CBD kann aufgrund der entzündungshemmenden Eigenschaften und der Fähigkeit, die Überproduktion des Sebumabbaus zu kontrollieren, eine positive Wirkung auf Akne haben.

Anwendungsgebiete bei psychischen Krankheiten

Angststörungen und Depressionen sind häufige psychische Störungen, die verheerende Auswirkungen auf Gesundheit und Wohlbefinden haben.

Laut der Weltgesundheitsorganisation Depression ist der größte Beitrag der Welt zur Behinderung, während Angststörungen an sechster Stelle stehen.

Angstzustände und Depressionen werden in der Regel mit Medikamenten behandelt, die eine Reihe von Nebenwirkungen wie Schläfrigkeit, Unruhe, Schlaflosigkeit, sexuelle

Funktionsstörungen und Kopfschmerzen verursachen können.

Außerdem können Medikamente hergestellt werden, wie zum Beispiel Benzodiazepine, die süchtig machen und zu Drogenkonsum führen.
CBD-Öl hat sich als vielversprechende Behandlung sowohl für Depressionen als auch für die Angst vor dem erwiesen, was viele Menschen, die mit diesen Erkrankungen leben, dazu führten, sich für diesen natürlichen Ansatz zu interessieren.
In einer Studie testeten 24 Personen mit einer sozialen Angststörung 600 mg CBD oder Placebo für einen öffentlichen Telefontest.
Die Gruppe, die die CBD erhielt, hatte im Vergleich zur Placebo-Gruppe signifikant weniger Angstzustände,

kognitive Beeinträchtigungen und Beschwerden bei der eigenen Sprachleistung.

CBD-Öl wurde sogar zur sicheren Behandlung von Schlafstörungen und Angststörungen bei Kindern mit posttraumatischer Belastungsstörung eingesetzt.

CBD hat in verschiedenen Tierstudien antidepressive Wirkungen gezeigt.

Diese Eigenschaften hängen mit der Fähigkeit der CBD zusammen, an den Rezeptoren im Gehirn von Serotonin, einem Neurotransmitter, der Stimmung und soziales Verhalten reguliert.

Die Forscher glauben, dass die Fähigkeit der CBD, mit dem

Endocannabinoidsystem und anderen Gehirnsignalsystemen zu interagieren, für Menschen mit neurologischen Störungen von Vorteil sein kann.

In der Tat ist eine der am meisten untersuchten Anwendungen für CBD die Behandlung von neurologischen Erkrankungen wie Epilepsie und Multipler Sklerose. Obwohl die Forschung in diesem Bereich noch relativ jung ist, haben mehrere Studien vielversprechende Ergebnisse gezeigt.

Sativex, ein Mundspray, das CBD und THC enthält, hat sich als sicherer und wirksamer Weg zur Verringerung der Spastizität bei Menschen mit Multipler Sklerose erwiesen.

Eine Studie zeigte, dass Sativex bei 75% der 276 Patienten mit Multipler Sklerose, die medikamentenresistente Muskelkrämpfe hatten, die Spasmen reduzierte.

Eine weitere Studie ergab, dass 214 Menschen mit schwerer Epilepsie 0,9-2,3 Gramm CBD-Öl pro Pfund (2-5 g / kg) Körpergewicht hatten. Ihre Anfälle nahmen mit einem Median von 36,5% ab.

Eine weitere Studie zeigte, dass CBD-Öl die konvulsive Aktivität bei Kindern mit Dravet-Syndrom, einer komplexen Epilepsieerkrankung bei Kindern, im Vergleich zu Placebo signifikant reduzierte.

Es ist jedoch wichtig anzumerken, dass

einige Personen in beiden Studien Nebenwirkungen hatten, die mit der CBD-Behandlung, einschließlich Krämpfen, Fieber und Durchfall, zusammenhängen.

CBD wurde auch wegen seiner potenziellen Wirksamkeit bei der Behandlung verschiedener anderer neurologischer Erkrankungen untersucht.

Fallstudien

CBD-Öl wird durch Extraktion von CBD aus der Cannabis-Anlage hergestellt und dann mit einem Trägeröl wie Kokosnussöl oder Hanföl verdünnt.

In der Welt der Gesundheit und des Wohlbefindens gewinnt es an Dynamik und bestätigt, dass wissenschaftliche Studien gezeigt haben, dass es bei der Behandlung einer Vielzahl von Erkrankungen wie chronischen Schmerzen und Angstzuständen helfen kann.
Hier sind sieben gesundheitliche Vorteile von CBD-Öl, die durch wissenschaftliche Beweise belegt sind.

Eine Studie an Ratten zeigte zum Beispiel, dass CBD-Injektionen die Schmerzreaktion auf einen operativen Schnitt reduzierten, während eine andere Studie bei Ratten zeigte, dass die orale CBD-Behandlung die Schmerzen und Entzündungen der Ischiasnerven signifikant reduzierte.

Mehrere Studien am Menschen haben gezeigt, dass eine Kombination aus CBD und THC bei der Behandlung von Multipler Sklerose und Arthritisschmerzen wirksam ist.
Ein orales Spray namens Sativex, eine Kombination aus THC und CBD, wurde in mehreren Ländern zur Behandlung von Multiple Sklerose-Schmerzen zugelassen.
In einer Studie, an der 47 Personen mit Multipler Sklerose beteiligt waren,

erfuhren diejenigen, die einen Monat mit Sativex behandelt wurden, eine deutliche Verbesserung der Schmerzen, des Gehens und der Muskelkrämpfe im Vergleich zur Placebogruppe.

Eine andere Studie zeigte, dass Sativex bei 58 Personen mit rheumatoider Arthritis die Schmerzen während des Trainings, der Ruhe- und Schlafqualität signifikant verbesserte.

Insbesondere in Kombination mit THC ist es wirksam. Wie in den vorherigen Kapiteln erwähnt, trägt das natürliche Heilmittel zur Verringerung von Schmerzen bei, die durch Erkrankungen wie Multipler Sklerose und rheumatoider Arthritis entstehen.
Mehrere Studien haben beispielsweise gezeigt, dass zusätzlich die Behandlung

mit CBD die Lebensqualität und Schlafqualität von Parkinson-Patienten verbessert.

Tier- und Reagenzglasstudien haben außerdem bewiesen, dass CBD Entzündungen reduzieren und Neurodegeneration im Zusammenhang mit der Alzheimer-Krankheit verhindern kann.

In einer Langzeitstudie haben Forscher herausgefunden, dass CBD den kognitiven Rückgang bei Alzheimer Patienten aufhalten kann. Die Versuche wurden hierbei an Mäusen durchgeführt, da diese ähnliches genetisches Material aufweisen wie wir Menschen.

Das Herz profitiert auch von CBD!

Neue Forschung hat CBD mit einigen Vorteilen für das Herz und das Kreislaufsystem verbunden, einschließlich der Fähigkeit, hohen Blutdruck zu senken.

Bluthochdruck ist mit einem erhöhten Risiko für eine Reihe von Gesundheitsproblemen verbunden, darunter Schlaganfall, Herzinfarkt und metabolisches Syndrom .

Studien deuten darauf hin, dass CBD eine natürliche und wirksame Behandlung von Bluthochdruck sein kann.

Eine neue Studie behandelte 10 gesunde Männer mit einer Dosis von 600 mg CBD-Öl und stellte fest, dass der Blutdruck im Vergleich zu einem Placebo gesenkt wurde.

Die gleiche Studie gab den Männern auch Belastungsproben, die normalerweise Blutdruck erhöhen. Interessanterweise führte die Einzeldosis von CBD dazu, dass die Männer als Reaktion auf diese Tests einen geringeren Blutdruckanstieg als normal erlebten .

Forscher haben vorgeschlagen, dass die stress- und angstreduzierenden Eigenschaften der CBD für ihre Fähigkeit, den Blutdruck zu senken, verantwortlich sind.

Darüber hinaus haben mehrere Tierversuche gezeigt, dass CBD aufgrund seiner starken antioxidativen und stressreduzierenden Eigenschaften dazu beitragen kann, die Entzündung und den Zelltod im Zusammenhang mit Herzerkrankungen zu reduzieren.

Eine Studie ergab beispielsweise, dass die Behandlung mit CBD den oxidativen Stress reduziert und Herzschäden bei diabetischen Mäusen mit Herzerkrankungen verhindert .

Einnahmemöglichkeiten

Für die Einnahme von CBD stehen verschiedene Variationen zur Aufnahme des Heilmittels zur Verfügung. In den meisten Fällen wird das Medikament oral eingenommen. Je nach Dosierung und persönlicher Präferenz kann zwischen dem reinen CBD-Öl in flüssiger Form, als Kapseln oder Tabletten, als E-Liquid, als Kaugummis usw. unterschieden werden. Im Folgenden werden die gängigsten Einnahmemethoden vorgestellt und näher erläutert. Bezüglich der Dosierung dürfen aus rechtlichen Gründen keine Angaben getätigt werden. Hierbei ist zu bedenken, dass die Dosis des CBD-Öls sowohl von der Krankheit, der Größe, dem Gewicht und weiteren Faktoren abhängig ist. Um den gewünschten Effekt des CBD-Öls zu erreichen, wird zu einer langfristigen ärztlichen Betreuung geraten, die individuell auf Ihre Beschwerden und Ihr Wohlbefinden angepasst sind.

Reines CBD-ÖL

Bei dieser Option wird das reine CBD-Öl pur und oral eingenommen. Dabei lassen Sie die ärztlich vorgegebene Dosis in Ihren Mund. CBD-Öl hat einen äußerst streng bitteren Geschmack. Im Optimalfall sollten Sie die Tropfen ca. 15min in Ihrem Mund behalten und im Anschluss mit bestenfalls Wasser oder anderen nichtalkoholischen Getränken nachspülen.

Die Wirkung verstärkt sich, wenn Sie das CBD-Öl auf nüchternen Magen einnehmen. Hierbei bietet sich an, direkt nach dem Aufstehen die Einnahme der Tropfen zu vollführen.

Kapseln und Tabletten

Wenn Ihnen der bittere Geschmack des CBD-Öls zu streng und ungenießbar erscheint, so besteht die Alternative der Kapsel oder Tablette. Der Vorteil in der Kapselform besteht darin, dass Sie zum einen nicht mit dem bitteren Geschmack in Berührung kommen, zum anderen landet die Kapsel direkt in Ihrem Magen. Die Säure in Ihrem Magen löst die Kapselhülle auf und setzt den Wirkstoff des CBD-Öls frei. Grundsätzlich sollte die Kapsel in Kombination mit ausreichend nichtalkoholischer

Getränke eingenommen werden. Kapseln werden insbesondere bei Schlafstörungen oder Übelkeit eingesetzt. Auch gegen Bauchschmerzen kann auf die Tablettenform zurückgegriffen werden.

E-Liquid

Eine moderne Methode erlaubt die Einnahme des CBD-Öls in Form von E-Liquids. Hierfür wird im vornhinein eine E-Zigarette benötigt. Alternativ können auch Vaporizer oder andere Formen von Verdampfern verwendet werden. Durch das Inhalieren können direkt die essenziellen Stoffe des CBD-Öls eingenommen und giftige Schadstoffe gefiltert werden. Informieren Sie sich jedoch im Vorfeld über die Bedienung einer E-Zigarette bzw. eines

Verdampfers. Auch die Verwendung des verwendeten Hanföls muss in einer richtigen Temperatur erhitzt werden, um keine Gift- bzw. Schadstoffe zu inhalieren.

Aufnahme über die Nahrung

CBD-Öl kann in einzelne Mahlzeiten vermengt werden. Auch Optionen wie die allbekannten „Hash-Brownies" können für diese Zwecke genutzt werden. Inzwischen ist die Angebotspalette riesig. Es können Pasta, Kaugummis, Backmischungen u.v.m. erworben werden. Selbstverständlich sind diese Produkte nicht als Ausgleichsmittel bei schwerwiegenden Krankheiten wie Sklerose, Parkinson, Alzheimer gedacht.

Randinformationen zu CBD

CBD wurde wegen seiner Rolle bei der Behandlung einer Reihe anderer Gesundheitsprobleme als den oben genannten untersucht.
Obwohl weitere Studien erforderlich sind, wird davon ausgegangen, dass CBD die folgenden gesundheitlichen Vorteile bietet:

CBD hat offensichtlich antipsychotische Wirkungen auf den Körper. Studien deuten darauf hin, dass CBD Menschen mit Schizophrenie und anderen psychischen Störungen durch Verringerung psychotischer Symptome helfen kann.

Selbst in Therapien gegen die Drogensucht wird derzeit erforscht, wie sich CBD auf die Drogenabhängigkeit auswirkt. Es wurde gezeigt, dass CBD die Schaltkreise im Zusammenhang mit der Drogensucht verändert. Bei Ratten konnte festgestellt werden, dass CBD die Abhängigkeit von Morphin und das Suchverhalten von Heroin verringert.

Wie auch schon in den vorherigen Kapiteln beschrieben, wirkt CBD krebshemmend. Hierbei greift CBD die bösartigen Tumore an und lindert deren weitere Streuung. In Reagenzglas- und Tierversuchen zeigte CBD antitumorale Wirkungen. Es wurde gezeigt, dass Tiere die Ausbreitung von Brust-, Prostata-, Gehirn-, Darm- und Lungenkrebs verhindern.

CBD wird auch bei Zuckerkranken eingesetzt. Personen, die unter Diabetes Typ I leiden, wird verholfen die Insulinproduktion anzuregen. Der Wirkstoff setzt hierbei in der Bauchspeicheldrüse an. Bei diabetischen Mäusen verringerte die Behandlung mit CBD die Inzidenz von Diabetes um 56% und die Entzündung signifikant.

Diejenigen, die unter chronischen Schmerzen leiden, wie beispielsweise Fibromyalgie, finden bei CBD Erleichterung. Die Einnahme von CBD kann Schmerzen lindern und sogar eine Entartung des Nervensystems verhindern. Tatsächlich ist es in Kanada für Multiple Sklerose und Krebsschmerzen zugelassen.

Was wirklich erstaunlich ist, ist, dass CBD keine Abhängigkeit oder Toleranz verursacht, daher ist es eine großartige Wahl für diejenigen, die versuchen, sich von Opioiden fernzuhalten. Andere Rechtsmittel: nicht in der CBD? Studien zeigen auch, dass Kurkuma-Anwendung und Wärmetherapie (z. B. Sauna-Nutzung) auch nützlich sein können. Eine entzündungshemmende Diät scheint auch für manche Menschen nützlich zu sein.

Nahezu in jedem menschlichen Organ besteht das Risiko zu einer Entzündung. Akute Entzündungen können beispielsweise Nasennebenhöhlen-, Blindarm-, Sehnenscheiden-, Blasenentzündung etc. sein und entstehen durch eine vermehrte Anhäufung von Bakterien. Sobald das

Gewebe Verletzungen aufweist, reagiert der Körper mit einer Immunabwehr in Form von Schwellungen oder Blutergüssen. Hierbei erweitern sich die Gefäße um ein Vielfaches. Verständnishalber soll anhand des Beispiels der Nebennasenhöhlenentzündung kurz erklärt werden, wie eine Entzündung zustande kommt. In den meisten Fällen liegt die Ursache bei einer Erkältung. Die Immunreaktion des Körpers zeigt sich dabei durch das Anschwellen der Nasenschleimhäute. Infolge dessen wird der Sekretabfluss gehindert und es kommt zu einer Anhäufung von Bakterien, Viren, Allergenen usw., die letztendlich die Gewebeentzündungen herbeirufen. Symptome, die durch den Viren- und Bakterienbefall auftreten können, treten vor allem in Form von

Kopfschmerzen, Druck unter den Augen sowie Fieber auf.

Das CBD-Öl kann auf natürliche Weise entzündungshemmend wirken. Ein wichtiger Bestandteil der Heilung ist das Endocannabinoid System. CBD Oel unterstützt das Endocannabinoid System auf natürliche Weise.

Das Endocannabinoid System in Verbindung mit CBD Öl wurde in einem anderen Artikel sehr ausführlich beschrieben. Vereinfacht gesagt sorgt dieses System dafür, dass sich der Körper in der Homöostase befindet. Das bedeutet im Umkehrschluss, dass das innere Gleichgewicht des Körpers geregelt wird. Die Endocannabinoide steuern das Informationsverhalten der einzelnen Zellen und somit auch die

Menge und die Art der Informationen die eine Zelle verlässt oder in eine Zelle gelangt.

Wissenschaftliche Studien zeigen,dass der Informationsaustausch zwischen den einzelnen Systemen maßgeblich für die Selbstheilungsfähigkeit des Körpers zuständig ist. Ist dieser Austausch nicht funktionsfähig, z.B. weil das Niveau der Endocannabinoide zu gering ist dann entstehen häufig chronische Entzündungen. Ein chronisch entzündetes Organ ruft immer wieder den Notruf.

Das wiederum sorgt dafür das unser Immunsystem ständig damit beschäftigt ist diesen Problemort zu reparieren. Ein Teufelskreis

Oft gehen diese Entzündungen mit Schmerzen einher, welche dann auch chronisch werden können. Basiert dieses Krankheitsbild nun auf einem zu geringen Niveau an Endocannabinoiden dann ist es möglich durch Hinzufügen natürlicher Cannabinoide aus der Hanfpflanze das Niveau soweit zu erhöhen das der Informationsfluss zwischen den einzelnen Systemen wieder funktioniert.

Randnotiz

Bis zum Verbot der Hanfpflanze war diese ein wesentlicher Bestandteil in unserem Nahrungsmittel Mix. Daher haben wir automatisch natürliche Cannabinoide über unsere Nahrung mit aufgenommen. Als die Menschen dann keine Hanfprodukte mehr zu sich nahmen weil Hanf verboten wurde fehlten uns die zusätzlichen Cannabinoide, und die Zahl der Krankheiten welche auf Entzündungen basierten stieg an.

Natürlich kann nicht jede Krankheit mit Bestandteilen der Hanfpflanze geheilt. Jedoch können wesentliche körpereigene Funktionen mit der Zuführung von wesentlichen Cannabinoiden wie z.B. dem Cannabidiol stark unterstützt werden.

Nebenwirkungen

Die Nebenwirkungen von CBD werden häufig mit den Nachteilen in Verbundenheit gebracht. Wenn Sie das Buch bis zu diesem Punkt gelesen haben, kennen Sie inzwischen die zahlreichen gesundheitsfördernden und heilenden Wirkungen des CBD. Sie haben gelernt, dass das CBD-Öl sowohl für psychische als auch physische Erkrankungen angewandt werden kann. Nebenwirkungen treten meist in Folge eines Überkonsums durch das eingenommene Mittel auf.

Die Nebenwirkungen, die durch die Einnahme von CBD-Öl auftreten können, sind meistens von kurzlebiger Dauer. Grundsätzlich ist die Einnahme von CBD-Öl vollkommen unbedenklich und weder toxisch noch gefährlich.

Eine häufige Nebenwirkung, die durch die Einnahme von CBD-Öl auftreten kann, ist ein Trockener Mund. Die Einnahme von Cannabis im Allgemeinen verursacht die Hemmung die Speichelsekretion. Die sog. Submandibulären Speicheldrüsen haben Cannabinoid-Rezeptoren. Sobald Cannabinoide an diese Rezeptoren gelangen und andocken, werden die Rezeptoren aktiviert. Eine verminderte Speichelproduktion ist hierbei die Folge.

Eine weitere typische Nebenwirkung von CBD-Öl ist eine erhöht auftretende Müdigkeit. Je nach Dosierung des CBD-Öls können vermehrt ungewöhnliche Anzeichen für übertriebene Schläfrigkeit aufkommen. Sollte dies der Fall sein, sprechen Sie über die Dosierung mit Ihrem Arzt oder Apotheker und meiden jegliches Führen von Fahrzeugen und Maschinen solange sich das Symptom nicht behoben hat.

Bei Parkinson-Patienten kann durch eine erhöhte Dosis von CBD-Öl der gegenteilige Effekt eintreten. In diesem Fall kann das Zittern, dass eigentlich gelindert werden soll, ungewollt verstärkt werden. Sollte dies der Fall sein, sprechen Sie über die Dosierung mit Ihrem Arzt oder Apotheker.

Einzelfälle berichten nach der Einnahme einen Abfall des Blutdruckes zu verspüren. Diese Erfahrungen wurden meistens nach der Einnahme einer erhöhten Dosis festgestellt. Innerhalb weniger Minuten nach dem Blutdruckabfall hat sich im Normalfall der Blutdruck wieder reguliert. Dieses Szenario des Blutdruckabfalls kann eintreten, wenn auf nüchternen Magen eine erhöhte Dosis eingenommen wurde. Jedoch behebt es wieder nachdem Wasser oder eine Fruchtschorle zu sich genommen wurde. Vorsorglich gilt jedoch auch hier, dass Sie sicherheitshalber Ihren Arzt oder Apotheker ausfindig machen und mit ihm über solche Vorfälle austauschen.

Als letzte mögliche Nebenwirkung können die Funktionen einiger Leberenzyme beeinträchtigt werden. Dies tritt ein, wenn der Wirkstoff des CBD-Öls mit weiteren Wirkstoffen anderer Arzneimittel interagiert. Grundsätzlich kann dies über die Einnahme von Kapseln behoben werden, da diese nicht die Leber passieren. Jedoch bürgen die Kapseln keine Garantie dafür, dass der Arzneimittelstoffwechsel nicht gehemmt wird. In diesem Fall gilt erneut, dass Sie sich ausreichend von Ihrem Arzt oder Apotheker beraten lassen.

Kauf- & Qualitätstipps und Tricks

Bei dem Kauf des CBD-Öls bietet der Online-Markt eine vielfältige Produktübersicht. Der herkömmliche Weg über die Apotheke bürgt das Risiko, kein CBD-Öl mehr zu erhalten, da dieses Arzneimittel nicht vorrätig gelagert werden kann. Die Wahl zum Onlineshop erweist sich hierbei als die effektive Methode. Die Suche nach einem vertrauenswürdigen Händler kann allerdings zu einer wahrhaftigen Herausforderung werden. Im Folgenden werden Sie erfahren, wie Sie ein qualitativ hochwertiges Produkt von minderwertigen Angeboten unterscheiden können.

Die wichtigsten Dinge, die bei einem Qualitätscheck beachtet sollten, sind das Gewicht, der Prozentsatz des Inhaltsstoffes CBD und das COA-Siegel (=Certificate of Analysis). Achten Sie zudem auf das richtige Verhältnis von Wirkstoff zur Menge. Empfehlenswert sind 900-1000 mg CBD auf 10ml im Falle einer 9-10%igen Angabe. Die bereits erwähnte Obergrenze sollte dabei nicht überschritten werden.

In manchen Ölen finden Sie auf der Produktbeschreibung CBDa anstelle von CBD. Wenn Sie sich an die Herstellung des CBD-Öls zurückerinnern, dann fällt Ihnen mit Sicherheit wieder ein, dass CBDa das extrahierte Produkt ist. Durch de Vorgang der Decarboxylierung entsteht der Wirkstoff CBD. Mittlerweile haben auch Studien bewiesen, dass

CBDa ähnliche Vorteile und Wirkungen aufweist wie das reine CBD-Öl, jedoch sind die Studien nicht aussagekräftig genug, um CBDa als effektives Arzneimittel anzusehen.
Versuchen Sie bei dem Kauf hauptsächlich Einzelhändler aus Österreich zu finden. Das Siegel COAs wird häufig gefälscht und kann nur unter großem Aufwand zurückverfolgt werden. Suchen Sie daher nach Produkten, die zusätzlich das Gütesiegel AC auf Ihrer Produktbeschreibung anzeigen.

Inhaltliche Zusammenfassung und Ausblick

Sie nähern sich nun dem Ende des Buches sowie des allgemeinen Fazits. In diesem Kapitel werden die wichtigsten inhaltlichen Punkte zusammengefasst. Sie werden einen Überblick darüber erhalten, was CBD-Öl ist, wie es hergestellt wird, welche Vor- und Nachteile es mit sich bringt und worauf Sie beim Kauf besonders achten müssen.

In dem ersten inhaltsbezogenen Kapitel wurde der Begriff CBD erklärt. CBD steht als Abkürzung für Cannabidiol und ist einer von 113 Wirkstoffen, die in der Cannabispflanze gefunden werden können. Im Gegenzug zu THC, das als Abkürzung für Tetrahydrocannabidiol, hat CBD keine psychoaktive oder berauschende Wirkung aufzuweisen.

Schon vor 10000 Jahren wurde der Nutzen in der Pflanze gesehen und für die Herstellung von Nahrungsmitteln und Textilien verwendet. Im alten China vor ca. 3000 Jahren wurden Papiere und Seile produziert. In Indien und im orientalischen Raum wurde die Hanfpflanze neben dem herkömmlichen Nutzen auch für spezielle Zeremonien eingesetzt, um in einen berauschenden Zustand zu gelangen.

CBD-Öl wird über zwei bedeutende Vorgänge aus dem Industriehanf gewonnen. Zuerst findet eine Extrahierung statt, die das CBDa vom

Hanf trennt. Im Anschluss wird eine Decarboxylierung durchgeführt, um das reine CBD-Öl zu erhalten. Das Heilmittel wirkt beruhigend und entzündungshemmend auf den Körper. Zusätzlich lindert es Schmerzen und wird derzeit als Nahrungsergänzungsmittel angeboten.

CBD-Öl wird heutzutage in den verschiedensten Darreichungsformen angeboten. Hierbei können die Tropfen pur und oral eingenommen werden. Wenn der bittere Geschmack für den Betroffenen erträglich ist, so soll dieser die Tropfen bi s zu 15min in seinem Mund aufbewahren und im Anschluss mit Wasser oder anderen nicht-alkoholischen Getränken nachspülen. Um die Wirkung zu verstärken, gilt es, das CBD-Öl auf nüchternen Magen einzunehmen. Wenn der bittere Geschmack ungenießbar ist, können alternativ Kapseln und Tabletten geschluckt werden. Diese entfalten im Magen ihre volle Wirkung. Weiterhin können E-Liquids, angereichert mit CBD-Öl, für E-Zigaretten verwendet werden und über die Methode des Inhalierens konsumiert werden.

Der Kauf von CBD-Öl erweist sich als unkompliziert, wenn bestimmte Hinweise berücksichtigt werden. Da CBD-Öl kaum lagerfähig ist, lässt es sich einer Apotheke kaum aufbewahren. Daher gilt es, über den Online-Shop die Besorgungen zu tätigen. Hierbei gilt zu beachten, dass die prozentuale Menge an CBD proportional zur Füllmenge passt, ein CAO-Siegel und bei Möglichkeit auch ein AC-Siegel auf dem

Produktetikett aufzufinden sind.

Wie viele wissenschaftliche Studien belegen, weist das CBD-Öl entkrampfende, schmerzlindernde und entzündungshemmende Wirkstoffe auf. Dieser beruhigende Heilstoff wird daher bei vielen Krankheitsbildern, sowohl alltäglichen als auch chronischen Krankheiten, angewandt.

Hierbei ist besonders hervorzuheben, dass chronische Krankheiten wie Migräne, Alzheimer, Parkinson oder Multiple Sklerose behandelt werden können. Durch die geringen und unbedenklichen Nebenwirkungen kann das CBD-Öl für langfristige Therapien eingesetzt werden. Meistens treten die Nebenwirkungen in Folge einer erhöhten Dosis ein und sind nur von kurzer Dauer. Nebenwirkungen können sein, Blutdruckabfall, Zittern (bei Parkinson oder schleppende Müdigkeit. Bei häufigem Auftreten dieser Symptome ist es ratsam den Arzt oder Apotheker aufzusuchen und über die vorgeschriebene Dosis zu sprechen.

CBD-Öl kann zusätzlich auch speziell bei psychischen Krankheiten, wie Depressionen, Angststörungen und anderen posttraumatischen Belastungsstörungen eingesetzt werden. Durch die beruhigende Wirkung werden weniger Stresshormone freigesetzt und der Organismus kann sich somit zeitweise entspannen. Auch bei Schlafstörungen findet das CBD-Öl Anwendung. Es unterstützt insbesondere das Durchschlafen.

Unabhängig davon, für welche Darreichungsform Sie sich entscheiden werden, kann Ihnen garantiert werden, dass Sie sic entspannter und stressresistenter sowie gelassener fühlen werden. Nach wenigen Wochen kann die Wirkung bei der jeweiligen Krankheit verspürt werden. Durch den natürlichen Wirkstoff wird die entzündete oder schmerzende Stelle schnell behandelt werden können. Zusätzlich verhelfen die Wirkungen von CBD bei der Wiederherstellung des Gesamtgleichgewichts von Körper, Geist und Seele. Da es keine psychoaktive aufweist, kann es weder zu einer Überdosis, einem Rausch, noch zu einer Abhängigkeit des Produktes kommen.

Das CBD-Öl darf nicht als

Wunderheilmittel angesehen werden. Es dient zur Unterstützung, um eine schwerwiegende Krankheit wie Alzheimer, Parkinson oder gar Multiple Sklerose zu behandeln und den Alltag erträglicher zu gestalten.
Mit diesem Absatz sind Sie nun auch ans Ende des Buches gelangt. Wenn Ihnen das Buch weitergeholfen hat bzw. Sie Anregungen zu Verbesserung haben, würde es mir viel bedeuten, wenn Sie sich **zwei Minuten** Ihrer wertvollen Zeit nehmen, um eine ehrliche und konstruktive Rezension zu schreiben.

Ich bedanke mich im Vorfeld für Ihre Mühen!

Ihr MarkusMedic

Haftungsausschluss

Der Autor übernimmt keinerlei Gewähr für die Aktualität, Korrektheit, Vollständigkeit oder Qualität der bereitgestellten Informationen und weiteren Informationen. Haftungsansprüche gegen den Autor, welche sich auf Schäden materieller oder ideeller Art beziehen, die durch due Nutzen oder Nichtnutzung der dargebotenen Informationen bzw. durch die Nutzung fehlerhafter und unvollständiger Informationen verursacht wurden, sind grundsätzlich ausgeschlossen. Diese Buch berät über ein Gesundheitsthema. Es dient nicht der Selbstdiagnose und ersetzt nicht die Untersuchungen sowie die Diagnose eines Arztes. Hiermit verdeutliche ich ausdrücklich, dass über dieses Buch keine Heilungsversprechen garantiert werden können. Zusätzlich sind die Ratschläge und Tipps keine ärztlichen Anweisungen. Die Einnahme von CBD-Öl kann nicht über Informationslage des Buches oder des Autors gewährleistet werden.

Impressum

Kontakt: Nicolas Feldmann/Luciastr.14/47608 Geldern

Covergestaltung: rebecacovers

Coverfoto: depositphotos.com

39417293R00060

Printed in Poland
by Amazon Fulfillment
Poland Sp. z o.o., Wrocław